AF586748

LETTRE A Mr PECQVET SVR VNE NOVVELLE OPINION marquée au Iournal des Sçavans, du 17. Septembre 1668. au ſujet de la Cataracte.

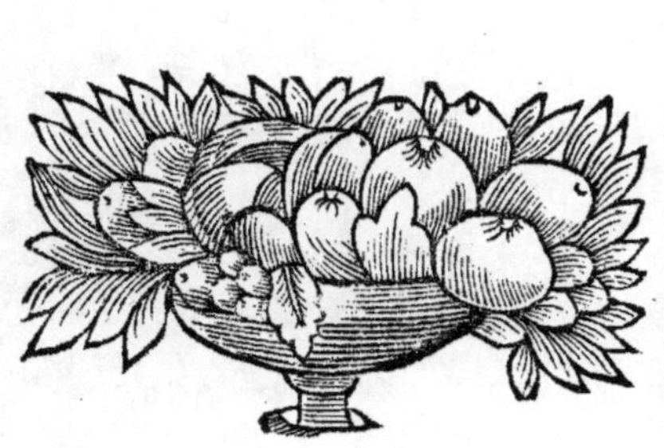

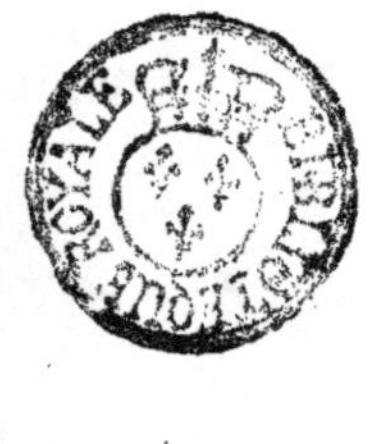

A ROVEN,
Chez IEAN BERTHELIN, ruë aux Iuifs.

M. DC. LXX.

MONSIEVR,

Il y a bien long-temps que je ne vous ay rien écrit ; Et qui plus est, je vous écris aujourd'huy sur une occasion qui est depuis long-temps passée ; ayant à vous entretenir sur ce qui s'est lû au Iournal du 17. de Septembre 1668. au sujet de la Cataracte: Mais l'état de la pauvre Ville, où je suis comme relegué, & celuy de ma maison propre, doivent rendre, au moins ce me semble, mon retardement excusable.

Car à la verité, Monsieur, ce terrible fleau de Dieu, dont depuis un an & demy cette Ville a esté frappée, l'a battuë d'une étrange sorte : la mort, la faim, le chaud, le froid, la nudité d'un pauvre peuple, déja d'ailleurs fort mal-heureux, & la privation du Commerce, qui auroit pû le soulager en une partie de ses maux, y presentoient incessamment la plus épouventable image qu'on puisse jamais conçevoir, d'une desolation derniere ; & faisoient bien penser tous ceux qui se trouvoient, pour leurs personnes, & pour leurs familles entieres, aux perils des mémes mal-heurs, à autre chose qu'à écrire.

C'a esté une grande playe, que celle que Dieu en colere, a faite à nostre pauvre peuple ; & dont-il restera sans doute & dans le cœur, & dans la bouche de ceux qui en sont échappés, une effroyable cicatrice. Le mal estoit en un tel point, & la Peste estoit suivie d'une si grande misere, que malgré toutes les aumônes qui venoient de divers lieux (si la benignité du Roy, par les soins de Monsieur Colbert, n'y eust donné quelque remede) la sedition asseurement d'un peuple au dernier desespoir, auroit par le fer, par le feu, & par le pillage, achevé ce peu qu'avoit espargné la Peste.

Mais, Monsieur, ces mal-heurs publics, quelque extrémes qu'ils ayent pû estre, n'ont pas encore esté les seuls qui m'ont fait garder le silence : Par surcroist de malheur pour moy, pendant le plus fort de la Peste, ma femme aussi tomba malade, non à la verité de Peste (ce qui eust rendu mon malheur sans doute, encore plus horrible) mais de Phthisie, dont elle estoit déja dez long-temps menacée : Ce mal long, fâcheux, opiniâtre, l'a mise enfin dans le tombeau, & m'a laissé dans cet abîme d'embarras & de déplaisirs où se trouvent ordinairement ceux qui font de pareilles pertes.

A quoy il faut joindre encore cecy de particulier ; Que comme icy, nous Medecins, pendant tout le cours de la Peste, nous estant volontairement, sans y estre en rien obligez, & sans aucune récompense, chargez trop charitablement des visites qu'il falloit faire par les ordres de la Police, ce travail pendant quelque temps a esté si grand & si rude, qu'à peine avions nous seulement le loisir de boire & de manger ; & qu'il me falloit souvent passer des heures de la nuit, bien necessaires à mon repas : aprés les fatigues du jour à écrire confusement & à la haste les remarques (de peur d'en perdre la memoire) que l'experience journaliere, me faisoit faire sur ce mal ; dont en passant, je ne vois pas, que les meilleurs de nos Auteurs, ayent trop bien écrit à mon gré.

Si bien, Monsieur, que si parmy tant de calamitez publiques, il entroit tant d'occupations qui ne se pouvoient pas remettre, & dans le dueil de ma maison, j'ay bien tardé à vous écrire: & j'ay long-temps demeuré à reprendre nos entretiens, au temps qu'il les falloit changer, comme nous estions convenus, de particuliers en publics ; si méme ce retardement fait que je vous parle des choses, dont l'occasion semble passée ; je pense en estre assez excusable : Sur tout, s'estant passé un temps, qu'on ne reçevoit les pacquets de cette Ville aux autres lieux, qu'avec circonspection & crainte.

Ainsi donc laissant ce passé, comme s'il n'estoit point passé, je vay faire presentement ce que je n'ay pû faire alors ; je veux dire que sans scrupule, & sans crainte qu'on me reproche, je m'avise un peu bien tard, puisque je ne l'ay pû plutost, je m'en vay vous entretenir de ce qui me vint en pensée, quand je leus ce qui se rencontre, au sujet de la Cataracte, dans le Iournal cy-dessus dit : Car tout de bon, cette matiere n'est pas de petite importance, & merite bien qu'on en fasse un examen bon &

solide : Il ne s'y agit pas de moins, que de guerir ou perdre un œil, qui est un des precieux Organes de tout le corps de l'animal, & duquel dépend sa conduite : Et ainsi, il est d'importance de ne laisser pas prendre cours à cette nouvelle opinion, sans l'avoir bien examinée.

Ce Iournal donc s'explique ainsi sur le sujet dont il est question. Les Oculistes ont trouvé qu'il n'y a point d'autre moyen de guerir la maladie des yeux qu'on appelle la Cataracte, que d'abatre le Crystallin, de sorte qu'ils ont rendu l'usage des yeux à plusieurs personnes en rendant inutile cette partie que les autres croyent estre le principal Organe de la veuë.

Ausquels mots, je trouve deux choses qui sont assez considerables : c'est à sçavoir, premierement, une opinion qui est nouvelle asseurement & importante : Et en second lieu, cependant, une opinion qu'on nous debite, non pas comme particuliere, à quelque Oculiste fameux, (ou peutestre point trop fameux), mais comme pleinement reçeuë, & publiquement approuvée.

La premiere de ces deux choses, est bien le principal sujet, qui doit occuper cette Lettre : mais la seconde cependant, qui tire à quelque consequence, merite bien aussi un mot, ce me semble icy en passant : Car si cette opinion nouvelle, est une experience constante des Oculistes les plus fameux & les plus éclairez de ce temps, le moyen de l'oser combattre ? on ne pourra pas conçevoir qu'il se trouve rien seulement d'assez puissant pour l'attaquer ; & ce seul préjugé specieux, & trop avantageux pour elle, la fera passer sans souffrir qu'on en fasse d'autre examen, ny qu'on écoute rien contr'elle.

Sur ce second point donc, Monsieur, dont je vous parle le premier, j'ay à vous dire icy ce mot, que je ne sçay d'où le sçavant Autheur de ce docte Iournal, a pû tirer cette doctrine ; car il ne le fait pas connoistre ; sçavoir si c'est d'un manuscrit ou de quelque livre imprimé, ou de la bouche de quelque homme ; (dequoy il seroit pourtant bon que le public fust informé) mais que d'où il la puisse avoir, je suis bien seur qu'elle n'est point si generalement reçeuë, comme il semble que ses mots le portent. Elle est trop apparemment fausse, pour estre generalement reçeuë par tant d'habiles gens : & qui plus est, aucun

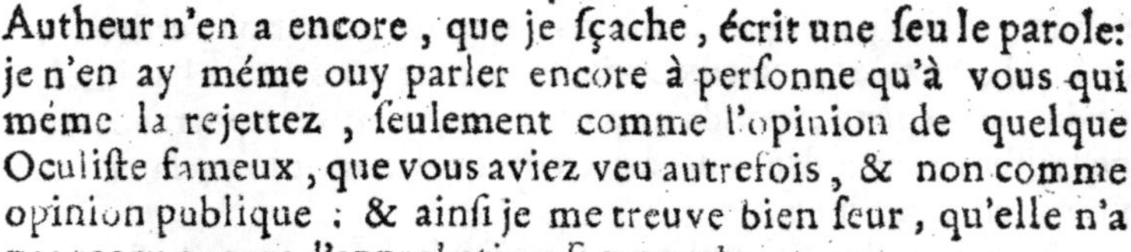

Autheur n'en a encore, que je ſçache, écrit une ſeule parole: je n'en ay méme ouy parler encore à perſonne qu'à vous qui méme la rejettez, ſeulement comme l'opinion de quelque Oculiſte fameux, que vous aviez veu autrefois, & non comme opinion publique: & ainſi je me treuve bien ſeur, qu'elle n'a pas reçeu encore d'approbation ſi generale.

D'où je conclus qu'on ne doit pas avoir grande peur de la combattre; que ſon credit, ne doit point trop cauſer de terreur à perſonne, ny le nombre & l'authorité de ceux qui le luy ont donné, empeſcher de l'examiner a fonds, pleinement & ſans crainte: Sur tout conſiderant cecy, que ſa contraire a eu la vogue plus que celle-cy ny n'a eu, ny je penſe jamais n'aura, & cependant, les Sectateurs de celle-cy ne laiſſent pas de l'attaquer bien hardiment.

Pour venir donc au premier point (dont je traiteray aprés le ſecond) j'entends à l'opinion en ſoy; à vous en parler franchement, nettement & ouvertement, je ne la ſçaurois tenir vraye. Ce n'eſt pas que je vueille encore abſolument determiner ce que c'eſt qu'on en doit penſer, avant que d'avoir entendu, ſi vous qui la ſçavez fort bien, & peuteſtre la ſoûtenez, n'avez point quelque choſe à dire, que je ne puiſſe pas prevoir, qui puſt ſervir à la défendre; mais c'eſt qu'autant que l'examen que j'en ay fait me peut donner de lumiere en cette occaſion, je n'y vois aucune apparence.

Ce que pour vous faire comprendre, avec toute la netteté, & l'évidence à moy poſſible, je vay vous faire le recit tout ſimple & nû, de la maniere en laquelle je me ſuis pris à examiner la queſtion; par quels articles, & en quel ordre, afin que ſuivant pied à pied mes conceptions & mes raiſons, vous voyez au juſte leur force. Vous verrez de cette façon, ſi j'y ay rien poſé de faux, où que l'experience demente: Vous verrez ſi j'y ay tiré des conſequences ſans raiſon, & des fondemens peu ſolides: enfin vous examinerez, corrigerez, & refuterez facilement de cette ſorte, tout ce que vous y trouverez n'eſtre pas tel qu'il le faut, pour la fin où on le deſtine.

Ie vous fais le Iuge de tout: voicy comme je m'y ſuis pris: peſez tout s'il vous plaiſt par ordre & répondez à chaque point qui

qui pourra meriter réponse, comme vous avez de coûtume, de bonne foy & sans chercher qu'à bien éclaircir la question & à trouver la verité, sans vetiller & sans réfuter.

En mon examen d'abord, pour eviter l'ambiguité dans les termes de la question, j'expliquay les mots du Iournal, qu'on pouvoit prendre en plusieurs sens; & prie l'Autheur, quand il prononce qu'il n'y a point d'autre moyen de guerir la maladie des yeux, qu'on appelle la Cataracte, que d'abattre le Crystallin; de méme que s'il avoit dit, qu'abatre cette Cataracte est abatre le Crystallin; entendant que la Cataracte consiste dans le Crystallin, & que ce n'est rien peut-estre autre chose que luy méme se soit espaissi, engraissé, coloré, ou alteré en autre sorte.

Et certes il est bien vray-semblable, qu'il doit estre entendu ainsi : Car il n'y a pas d'apparence qu'il ait en ce lieu eu dessein de faire une concomitance; je veux dire, qu'il ait pensé qu'en abattant la Cataracte, on abat necessairement outre cela le Crystallin, quoy que le Crystallin & elle, fussent deux choses differentes.

En second lieu, de là je vins à poser ce qu'on doit entendre en cet endroit par Cataracte : Où pour donner autant beau jeu, qu'il est possible à ceux qui sont pour cette nouvelle opinion, je ne voulus point m'arrester aux definitions des Autheurs qui eussent pû estre suspects; j'en fis une autre tout exprés qui doit estre sans controverse : ne prenant icy pour notion commune de la Cataracte (qui est suffisamment formée, & conditionée comme il faut, pour admettre l'operation) autre chose que cecy seul, sçavoir que c'est ce qu'on abat, par cette operation subtile, qu'on nomme abatre la Cataracte.

En troisiéme lieu, aprés cela, je voulus voir dans les malades, comme estoit fait & où placé, ce qu'on abat en cette sorte; ne me voulant à rien fier en cecy qu'à ma propre veuë, & aux experiences tres-claires, tres constantes, & tres asseurées, que j'avois pû faire moy-méme. Et par ces moyens asseurez, indubitables, & sans replique, je trouvay les choses qui suivent.

Premierement, en recherchant de quelle maniere estoit fait ce qu'on abat en cette sorte, je trouvay que ce n'estoit rien, que comme un certain corps opaque qui ſe fait voir ſous la corvée, en forme de voile ou nuage, ou pellicule, ou quelque choſe aſſez ſemblable à tout cela, qui fait un obſtacle à la veuë, & s'engendre ordinairement peu à peu & par congeſtion: n'étant au reſte evidemment, ny confuſion dans les humeurs, ny une tranſpoſition pure, ny pus, ny ſang; mais quelque choſe que quelqu'un pourroit penſer eſtre (de la ſorte qu'elle apparoit comme nous le venons de dire) vrayement une petite peau, de tout ſon genre contre nature, ou au moins ſans cette apparence, l'épeſſiſſement en effet, engraiſſement, coloration, ou autre alteration ſemblable de quelqu'une des humeurs de l'œil, en ſa tunique, en ſa ſubſtance, ou en tous les deux enſemble.

En ſecond lieu, paſſant de là, à rechercher la ſituation de ce qu'on abat par l'éguille, ou au moins, de ce qui eſtant tel que je le viens de dépeindre, a un aſpect aſſez ſemblable, à ce qu'on abat par l'éguille, j'en trouvay pluſieurs diferences.

Ie l'avois bien en general, à la verité toûjours veu, au noir de l'œil ſous la corvée; je ne l'avois méme jamais veu placé plus profondement que le ſiege du Cryſtallin, (de qui la partie interieure, comme vous ſçavez bien ſans doute, eſt diſtante de la corvée, environ de ce qu'on apelle dans les meſures une ligne, ou douziéme partie d'un pouce:) mais cependant, ayant égard aux diferentes profondeurs, qu'il occupe dans cet eſpace, je n'avois pas laiſſé d'y voir de tres notables diferences.

Car j'en avois trouvé pluſieurs, qui m'avoient paru devoir eſtre au ſiege du Cryſtallin méme, d'autres tout joignant la corvée & d'autres en toutes les diſtances diferentes, qui ſe rencontrent en tout cet eſpace, qui eſt du Cryſtallin à la corvée.

Et il me ſouvenoit d'avoir fait ces remarques ſi clairement, que je ne pouvois pas penſer qu'à moins que de ſe crever les yeux, ou les avoir mauvais de prés, ou ne ſçavoir pas la diſtance de la corvée au Cryſtallin, ou n'avoir jamais trop ſongé à faire ce diſcernement, on pût avec quelque raiſon, former icy la moindre doute. On voit cela tout auſſi clair, comme on voit au travers d'un verre, à quelle diſtance eſt de luy, ce qui paroit derriere luy. Et ainsi ce discernement est de luy méme bien aisé. C'est une experience qu'on fait en un clin d'œil, sans aucune peine.

Ce n'est pas qu'il ne se rencontre (dequoy je veux bien avertir afin qu'on ne soit pas surpris) qu'on a quelquefois quelque peine, à discerner exactement, quelle est la profondeur precise : Ce qui arrive d'ordinaire, lorsque le nuage qu'on voit, ne paroit que comme une glaire, tres abondante & peu solide: Mais cette rencontre est si rare, que c'est hasard si elle arrive, à quelqu'un entre cent fois une : & ainsi cela ne peut faire que les experiences susdites ne soient communes & faciles, & pour l'ordinaire tres-claires.

Ces situations estant trouvées & rencontrées de tant de sortes, cela m'obligea à passer à quelques reflexions notables.

La Premiere, que ces diverses profondeurs se pouvoient reduire fort bien sous deux notables genres, à sçavoir :

Le premier, de celles qui sont ou au moins paroissent estre dans le siege du Crystallin.

Le second, de toutes les autres, qui contiennent tout cet espace, qui est depuis le Crystallin jusqu'au dedans de la corvée; le siege de l'humeur aqueuse.

Lesquels genres on doit remarquer & discerner dans la pratique, avec un soin d'autant plus grand, qu'entre cent autres raisons fortes, il y a un certain remede (qui n'est pourtant que palliatif) que j'ay veu servir au nuage qui paroissoit au Crystalin, lors qu'il n'estoit pas fort encore, que je n'ay pû sçavoir encore, s'il fait semblable effet aux autres. Le fait est que certaine femme, ayant le Crystallin opaque, en tel degré que je voyois fort bien à l'œil l'opacité, mais que son œil ne laissoit pas de luy servir à bien des choses, pour lesquelles il faut peu de veuë, comme à se conduire elle méme, à voir le jour, &c. mais non à celles pour lesquelles il faut une veuë plus distincte, comme pour discerner des lettres quelques grosses quelles pussent estre, méme avec la lunette simple, & telles autres genres de choses ; je ne sçay qui luy conseilla de prendre une double lunette, c'est à dire, deux jointes ensemble, ce qu'elle fit, & s'en trouva si bien à ce qu'elle disoit, qu'elle voyoit presque aussi bien de son œil, de cette maniere, que s'il n'eut point esté malade.

La seconde des reflexions que la distinction de ces genres me fit faire, est que les Autheurs tant Grecs, Arabes, que Latins, specialement depuis Galien, avoient tous fort bien remarqué ces deux genres de situations, & méme avoient donné des noms differens aux voiles, aux nuages, aux pellicules, &c. qui se trouvent en chacune d'elles; appellants:

Celuy qui paroit au siege du Crystallin méme, non Cataracte, mais Glaucome, Argyrias; comme celuy tout au contraire qui se trouve en l'humeur aqueuse Hypochysin ou Cataracte.

Ce qui est de soy si constant, qu'il n'est pas besoin d'autre preuve que de les lire, à qui en doute.

Livre 3. chap. Sur quoy je considerois bien qu'il est bien vray que les Autheurs qui ont esté devant Galien, s'il faut croire Paul Æginette confondoient ces deux genres ensemble: Mais je voyois fort bien aussi, que ce n'est pas grande merveille qu'il y eut lors des ignorants, puis qu'il en est assez encore: & que méme presentement, les Operateurs Oculistes qui vont de Province en Province, la pluspart ne discernent pas les Glaucomes des Cataractes, comme je sçay par experience: Que ce manque de connoissance, estoit sans doute une des causes, pour laquelle il leur échoit d'avoir de malheureux succez bien plus souvent qu'ils n'esperoient, & qu'enfin ce peu de science, soit des Anciens devant Galien, soit des Oculistes du temps, n'empeschoit pas la verité, de ce qu'on voit par experience, ny que tous les autres Autheurs mieux versez en cette matiere, ne l'ayent connuë & discernée.

En ma troisiéme reflexion, je consideray que les choses en allant de cette maniere, si l'opinion que le Iournal nous debite estoit veritable, il faudroit bien que ces Autheurs, qui ont nommé ces deux especes, eussent fait une lourde faute.

Car s'il est vray qu'en abattant ce qu'on nomme ou qu'on doit nommer vulgairement la Cataracte, c'est le Crystallin qu'on abat, il faut bien que ce qu'on abat soit proprement ce qu'ils appellent generalement un Glaucome, & non pas ce qu'ils ont nommé Hypochysin ou Cataracte; puisqu'il n'y a que leur Glaucome qui ait son siege au Crystallin, l'autre estant dans l'humeur aqueuse.

Et ainsi ces Autheurs auroient, comme je disois tout à l'heure, commis une bien lourde faute, d'avoir appellé un Glaucome, ce qu'on doit nommer Cataracte, puisqu'il est constant que l'usage, qui est le grand maistre des noms, veut qu'on appelle Cataracte (& c'est là la definition que j'en ay posée cy-dessus) ce qu'on abat par l'éguille, quand on fait cette operation, qu'on nomme abatre la Cataracte.

Enfin donc tout ce que dessus estant bien pesé & consideré, il me semble que l'opinion, que nous propose le Iournal devoit estre absolument fausse ; & que je voyois des raisons qui me prouvoient si clairement, si nettement, si fortement la verité de la contraire, qu'à moins que quelqu'un n'en fit voir d'autres contraires bien puissantes (comme vous le ferez peut-estre) je ne pouvois pas conçevoir que cette nouvelle opinion pût subsister en aucune sorte.

Car premierement, je voyois que tous les Autheurs que je sçache, comme il a déja esté dit en general depuis Galien, qui ont éclaircy ces matieres, ont distingué ces deux especes de situations de ces nuages, voiles ou taches, &c. à sçavoir celles du Crystallin, & celles de l'humeur aqueuse : Et que ce discernement estant fait, ils ont tous dit tout d'une voix que celuy de l'humeur aqueuse (qu'ils ont appellé Cataracte) se peut abatre par l'éguille avec bon succez pour la veuë ; mais que pour celuy qui se voit dans le siege du Crystallin qu'ils nomment en general Glaucome, il est d'ordinaire incurable ; que ce n'est point pour luy que sert cette operation delicate ; que ce n'est que pour le premier.

Et ainsi j'estois bien certain que si on devoit se fier au rapport de tous ces Autheurs, ce n'est jamais le Crystallin qu'on abat en l'operation faite deuëment & à propos, où on abat la Cataracte.

Or je ne voyois pas de lieu de douter en cette occasion de ce que disent ces Autheurs : car ce qu'ils disent en cet endroit, n'est que l'histoire proprement des experiences qu'ils ont faites : mais faites avec discernement des differentes situations, qui devoient estre discernées : & ainsi c'est une occasion où leur authorité, ce semble, doit passer pour irrefragable.

Ils ont discerné clairement les deux genres de situations, & marqué celle à quoy convient cette operation de l'éguille : que peut-on avoir à leur dire ? Ce n'étoient ny fourbes, ny fous, c'estoient des gens pour la pluspart, pour le moins aussi éclairez que nos plus fameux Oculistes; ils n'ont point ressemblé à ceux desquels parle Paul Æginete, qui confondoient ces situations: ils les ont fort bien discernées de leurs yeux, dans les sujets mémes : & la dessus tous d'un accord, fondez sur leur longue experience, ont asseuré que le succez n'est jamais bon, quand on abat le nuage du Crystallin, mais qu'il est souvent bon en l'autre : Que peut-on icy conçevoir qui ait fait qu'ils se soient trompez, & en quoy, & de quelle sorte ?

Et ainsi cette raison seule est déja un fort argument contre cette opinion nouvelle.

En second lieu, je remarquois que la pratique journaliere des Oculistes de ce temps, a pour but le méme dessein que tous ces Autheurs se proposent, comme il paroit évidemment, par les conditions qu'ils exigent, aux Cataractes à abatre. Car ils frottent tous l'œil, pour voir si la prunelle se dilate, & si la Cataracte aussi se dilate à méme temps, & tout aussi-tost se reserre.

Or quand le nuage est placé, au lieu où est le Crystallin, & tel qu'il empesche la veuë, autant comme une Cataracte propre à abatre par l'éguille, on a beau froter la prunelle, on ne voit ny dilation, ny constriction dans le nuage. A la verité rarement le nuage du Crystallin empesche aussi absolument l'action de voir, comme celuy qui flote dans l'humeur aqueuse: ce qui fait que le plus souvent, quoy que comme nous avons dit, eu égard au nuage méme, la friction de l'œil ne le fasse ny dilater, ny reserrer; cependant il ne laisse pas de se faire dilatation, & constriction en la prunelle : mais cela ne fait pourtant rien pour le fait dont il est question : Car quand ce nuage profond empesche aussi absolument la veuë comme les Cataractes enfermées & propres à abatre, il ne se fait pas méme lors de changement en la prunelle. Et puis les Oculistes veulent que la dilatation se fasse non seulement en la prunelle, mais aussi au nuage méme, (ce qui n'arrive point icy :) Et c'eſt une maxime entr'eux tres-conſtante & tres aſſeurée, que quand cela n'arrive point, qu'on éguille tant qu'on voudra, on ne redonne point la veuë.

Et ainſi il eſt évident par ces deux conditions requiſes par nos Praticiens d'aujourdhuy, (auſſi bien que chez les Autheurs) aux Operations qu'ils exercent, que ce n'eſt jamais au nuage qui a ſon ſiege au Cryſtallin, qu'ils employent cette Operation, mais en celuy qui eſt placé, plus devant dans l'humeur aqueuſe.

En troiſiéme lieu, je voyois outre cela une raiſon à la verité moins puiſſante que toutes les deux precedentes, mais qui pourtant à un grand poids, quand on vient à l'examiner bien à fonds, & de bonne ſorte.

Car enfin, ſi c'eſt le nuage qu'on voit dans le profond de l'œil, au lieu où eſt le Cryſtallin qu'on abat en éguillant l'œil, ce nuage eſt ou une peau, ou quelque choſe de ſemblable, attachée ſur le Cryſtallin, ou la tunique du Cryſtallin, renduë opaque en quelque ſorte, la ſubſtance demeurant ſauve, ou l'une & l'autre tout enſemble, ou la ſubſtance ſeulement.

Or aux trois premieres rencontres, il faudroit neceſſairement toûjours abatre le Cryſtallin tout entier, ſubſtance & tunique : Car ſi ce n'eſt rien autre choſe qu'une eſpece de pellicule, de tout ſon genre contre nature, attachée ſur le Cryſtallin, comment la pourra-t-on abatre, ſans abatre le Cryſtallin, ſurquoy elle eſt comme collée ? comment la détacher de là toute ſeule, & en quelque maniere ? on ne peut pas aller grater le Cryſtallin par le devant avec la pointe d'une éguille, qu'on y enfonce par derriere, pour en arracher cette peau, qui s'y feroit comme collée. Que ſi c'eſt la tunique ſeule du Cryſtallin où eſt le mal, il eſt pourtant bien evident qu'on ne ſçauroit l'ébranler ſeule ſans la ſubſtance qu'elle contient. Et ſi c'eſt l'humeur Cryſtalline, entiere, ſubſtance & tunique, alors c'eſt ſans difficulté, qu'il faudra de neceſſité abatre toutes les deux enſemble. Et ainſi en ces trois rencontres, il eſt évident qu'il faudra, comme je diſois tout à l'heure, abatre ſubſtance & tunique.

Or cependant il eſt bien clair que cela ſe faiſant ainſi, il s'enſuivra un grand deſordre. Car l'humeur vitrée n'eſtant plus retenuë par aucun obſtacle, & ſa tunique qui d'ailleurs d'elle méme n'eſt rien qu'un crible, ne pouvant qu'elle n'ait eſté déchirée en l'enfoncement qu'on y a fait du Cryſtallin, s'écoulera tout auſſi-toſt en devant, dans l'humeur aqueuſe, & ſe confondant avec elle, fera que de trois refractions que faiſoient les humeurs de l'œil diſtinctement & avec ordre, il n'en reſtera qu'une ſeule toute confuſe & alterée.

Il n'eſt pas beſoin de grande preuve pour faire entendre que cela doit s'enſuivre infailliblement : cela eſt tout clair de ſoy-méme, cependant on le peut auſſi confirmer par une experience : Car prenant un œil de veau mort quelqu'il ſoit, le plus ſain du monde, vous y verrez ce qu'on appelle un Glaucome chez les Autheurs, qui ſe trouve eſtre un Cryſtallin tout viſiblement trop épais. Abatez donc ce Cryſtallin, & l'enfoncez avec l'éguille autant qu'il vous ſera poſſible dans la ſuſtance de la vitrée: & alors l'œil deviendra clair : mais cependant, ſi vous venez par aprés à faire inciſion par le devant de la corvée doucement avec un raſoir, laiſſant l'œil libre, ſans le preſſer, alors il n'en ſortira pas une abondance d'humeur aqueuſe pure & ſeule, comme il auroit aſſeurement fait autrement, mais des portions du Cryſtallin, & de la Vitrée, & de l'aqueuſe s'écouleront confuſement & ſans ordre par ce trou-là : Ce qui marque la confuſion qui s'eſt faite dans les humeurs telle qu'on la conjecturoit aſſez aiſément de ſoy-méme. Or cette confuſion eſtant, comme nous avons déja dit, reduiroit les trois refractions des humeurs en une mauvaiſe, & ainſi vray-ſemblablement, la veuë bien loin d'eſtre renduë par une telle operation, ſera abſolument perduë.

Ce qui, comme nous avons dit, ayant lieu en ces trois rencontres, il doit ſuivre que pour le moins en ces trois premieres rencontres, ce ne peut-eſtre le nuage, qui eſt au ſiege du Cryſtallin qui eſt abattu par l'éguille.

Que ſi pour en venir, enfin, à la quatriéme rencontre, c'eſt la ſubſtance du Cryſtallin toute ſeule ſans la tunique, (qui quant à ſoy demeure ſauve) en qui reſide tout le vice, on ne ſçauroit pourtant l'abattre (non plus qu'aux rencontres ſuſdites) qu'on n'abatte auſſi la tunique : Et ainſi s'enſuivront encore

core en cette occasion les desordres, que nous expliquions tout à l'heure.

Il est vray qu'en cette rencontre quelqu'un pourroit se figurer (& c'est comme vous l'expliquiez) qu'ayant rompu cette tunique par derriere tant seulement, & tiré l'humeur de dedans pour l'enfoncer dans la Vitrée, une partie de la Vitrée d'abord se viendroit jetter en sa place, & remplissant cette tunique, (sans penetrer jusqu'à l'aqueuse, qui seroit alors retenuë par le devant de la tunique, qui n'auroit point esté percée, & par consequent sans causer tous les desordres proposez) par sa consistence à peu prés semblable à celle du Crystallin, pourroit faire une refraction fort approchante de la sienne, & par consequent une veuë telle qu'est celle des éguillées, à sçavoir toûjours moins parfaite qu'une absolument naturelle.

Mais ce qu'on se figureroit en cecy (quoy que dans l'abord, il pût paroistre assez plausible) dans le fond se trouveroit faux, & sans aucun fondement solide : Car enfin il ne paroit point qu'il se puisse en l'operation de la maniere qu'on la fait, executer rien de semblable : Car quand méme il seroit bien vray (ce qui est difficile à croire) que l'humeur pourroit estre opaque, & sa tunique cependant absolument luisante & saine ; quand on pourroit s'imaginer qu'une humeur ainsi épaissie, ne tiendroit point à sa tunique, & qu'ainsi il seroit aisé de la tirer de dedans elle, sans la separer des attaches qui la joignent aux parties voisines, il se rencontreroit pourtant, que comme on fait l'Operation, cette belle imagination, que nous venons de proposer n'a rien du tout qui s'execute.

Car l'Operateur ne rompt pas la tunique du Crystallin par le derriere seulement, il la rompt aussi par devant, & ainsi si le Crystallin estoit tiré de sa tunique, l'humeur Vitrée se jetteroit aisement dans l'humeur aqueuse, d'où s'ensuivroient tous les desordres que nous avons dits cy-dessus. Il vous enfonce hardiment, & presque sans circonspection son éguille, tant que la pointe ait penetré la Cataracte, & se voye proche de la corvée, au moins au trou de la prunelle : & ainsi il n'est pas possible que cette pointe ayant percé, & se produisant clairement au devant de l'obscurité de la substance du Crystallin;

n'en transperce aussi la tunique (méme en sa partie anterieure) qui est comme chacun le sçait, & tres-mince, & tres-delicate, & tres-étroitement conjointe à cet humeur qu'elle envelope. Car enfin, encore une fois, les Operateurs n'usent point en cette occasion de l'exacte & scrupuleuse circonspection pour l'enfoncement de l'éguille, laquelle leur seroit pourtant tres-absolument necessaire, s'il se falloit tant prendre garde de percer & de déchirer le devant de cette tunique: Et cependant ils ne laissent pas lors qu'ils en usent de la sorte d'avoir de tres-heureux succez, quand les autres causes y concourent.

Il y a méme davantage, car dans l'œil le plus sain du monde, & dans l'œil de veau cy-dessus, si vous enfoncez une éguille de la sorte qu'on le feroit pour abatre la Cataracte, vous n'en verrez jamais la pointe, tant qu'elle ait passé au devant du Crystallin & de sa tunique. Et ainsi dans l'operation, puis qu'on voit toûjours clairement, & méme necessairement, cette pointe au devant de l'œil, il est certain que la tunique du Crystallin y est percée, en sa partie méme anterieure.

Que si nonobstant tout cela, il vous reste du doute encore dans cet œil de veau cy-dessus, faites l'Operation vous méme, faites-l'a faire au plus habile Oculiste de nostre temps: Et si jamais vous enfoncez le Crystallin dans la Vitrée, sans que la pointe de l'éguille le vienne prendre par devant, & bien loin devant la tunique, que par consequent on arrache (& méme sans le déchirer en plusieurs pieces & morceaux) je vous donne cause gagnée.

Et par consequent donc aussi, quelque plausible que d'abord puisse paroistre à quelques-uns l'abattement du Crystallin, sans en abatre la tunique, en la sorte cy-dessus dite, elle est pourtant absolument sans fondement & impossible quand on en vient à la Pratique.

Et ainsi, ce ne sçauroit estre (par ce raisonnement encore) rien proprement qui soit au lieu où reside le Crystallin qui soit abattu par l'éguille.

En quatriéme lieu, enfin je ne voyois point d'experience, que je me pusse imaginer, qui deust convaincre du contraire.

Car il est évident de soy, qu'il faudroit necessairement que ces experiences nous vinsent d'Oculistes, qui sçeussent bien discerner les deux susdits genres de situations de ces nuages, ou qui ne le sçeussent point.

Or si elles ne procedoient que de ceux de ce dernier genre, (comme je ne fais point de doute que ce qui a pû donner lieu à cette nouvelle opinion, ne vienne de gens de ce nombre) alors elles viendroient de gens qu'il ne faudroit point du tout croire : ce seroient gens qui parleroient de choses qu'ils n'entendroient point, & qui ainsi ne sçauroient estre jamais juges bien competens en la question dont il s'agit; estant évident de soy-méme qu'elle ne se peut pas résoudre, sans un discernement exact de ces deux genres de nuages, & que cependant on suppose que ces gens ne sçavent pas faire.

Que si elles venoient de ceux qu'on auroit vû par experience estre parfaitement versez à faire ce discernement, (je vous dis vû par experience, car ils disent tous qu'ils le sçavent, de peur de paroistre ignorants, & cependant pour la plusspart quand ce vient au faire & au prendre, il se trouve qu'il n'y a rien dans le monde qu'ils sçachent moins) à la verité ce seroient, pourveu qu'elles fussent bien faites, & réelles & sans fourberies, fort ordinaire en ce métier, des preuves fortes & puissantes : Mais il ne sçauroit en venir de cette part là, qui nous disent qu'il n'y a rien que les nuages qui ont leur siege au Crystallin qu'on abat pour des Cataractes : car il n'y a pas d'apparence qu'ils voulussent laisser les autres : Il ne semble pas vray-semblable qu'ils ne reconneussent fort bien qu'il doit estre bien plus facile de redonner la veuë à l'œil en abattant des pellicules flottantes dans l'humeur aqueuse, sans brouiller les humeurs de l'œil, qu'en abattant la Crystalline, & les brouillant toutes ensemble; & ainsi qu'ils voulussent omettre la plus facile partie du métier qu'ils exercent, pour faire la plus difficile, pour ne pas dire l'impossible.

Et ainsi, comme je l'ay dit, je ne conçevois point, qu'on puisse avoir d'experience qui prouve, qu'on n'abat en la Cataracte, que ce qui est au Crystallin.

On auroit pû dire qu'au moins, on en auroit qui prouveroient qu'on abat aussi le nuage, qui a son siege au Crystallin.

Mais premierement,trop d'Autheurs (sans rien dire des Praticiens ordinaires de nostre temps, ny des autres raisons susdites) qui distinguent parfaitement ces deux especes de nuage, ont asseuré que le nuage, qui a son siege au Crystallin (qu'ils nomment en general Glaucome) ne s'abat point avec succez, pour croire aisément le contraire. Et en second lieu aprés tout, quand cela se trouveroit vray, il ne prouveroit tout au plus, sinon qu'on abat quelquefois aussi les Glaucomes, ou nuages du Crystallin avec succez, mais il ne prouveroit pas pourtant, qu'on n'abat jamais autre chose, comme le porte l'opinion que nous examinons icy.

Et ainsi, encore une fois, je ne vois point qu'on puisse avoir d'experience qui la confirme.

Voila, Monsieur, de quelle sorte, je fis tout d'abord l'examen de l'opinion dont il est question, par lequel vous jugez fort bien qu'il me seroit bien mal-aisé, à moins que d'apprendre quelque chose, que je ne prevois point du tout de la pouvoir tenir pour vraye. Ie ne veux pourtant pas encore (comme je vous ay déja dit) me determiner tout à fait, que je n'aye ouy vostre réponse. Car comme je vous ay souvent ouy discourir sur ces matieres, & dire sur cette question plusieurs choses assez nouvelles, si vous estes de mon avis, j'auray plus de raison encore de m'en tenir à ma pensée : Et si vous tenez le contraire, & le prouvez par des raisons tres-puissantes & tres-manifestes, je pourray avec moins de honte, me retracter pour me donner au party de la verité, ayant eu au moins la prudence de suspendre mon jugement en attendant vostre réponse.

Ie l'attendray de vous, Monsieur, cette réponse que j'espere telle qu'on la peut souhaiter ; quand vos grandes occupations (je dis celles de vostre employ, de vos affaires domestiques, & celles de l'Academie) vous permettront de me la faire : Car enfin, je ne pretens pas que ces entretiens vous contraignent; je pretens que ce ne doit estre entre nous, rien qu'un jeu d'esprit; qu'un divertissement sans peine : que nous puissions quitter, reprendre, retarder, & avancer, fort librement quand nous voudrons méme le laisser absolument dés à present, si bon nous semble.

Ie ne vous diray rien icy, ſur la nature des Cataractes, telles qu'on nous les definit d'ordinaire dans les Autheurs, & que je conçois qu'elles ſont en effet veritablement ; quoy que j'y aye quelques remarques aſſez conſiderables à faire : Car il eſt juſte, de ſçavoir auparavant ſi ce ſont elles qui doivent paſſer pour les vrayes & legitimes Cataractes. Ie ne vous diray point non plus ce que je croy qu'il y a lieu d'examiner ſur les Leucomes, & autres taches de la corvée, & ſur d'autres choſes encore qui regardent les maux de l'œil, ce ſera pour une autre fois ; car il eſt temps que je finiſſe, &c.

Voſtre tres-humble, &c.
DE CAUX, Medecin.

A Dieppe, ce 1670.

Fautes à corriger.

C'eſt une choſe aſſez étrange de voir des fautes à corriger en une ſi petite piece : Il ne l'eſt peut-eſtre pas moins, d'imprimer des lignes entieres, tout autrement qu'elles ne ſont dans le Manuſcrit d'un Autheur : l'un & l'autre s'eſt pourtant fait en mon abſence en cette Lettre : en laquelle au reſte les fautes ſont en un nombre ſi exceſſif, que pour n'être pas importun, par une correction trop longue, j'ay crû qu'il valoit mieux ici ne marquer que les plus notables.

Pag. 1. lig. 21. bouche, *liſez* bourſe. pag. 2. l. 15. repas *liſ.* repos. & lig. 21. il entroit *liſ.* ſi entre. & lig. 23. & j'ay *liſ.* ſi j'ay. pag. 4. lig. 3. méme la rejettez, *liſ.* méme la recitiez. & lig. 5. me trouve bien ſeur, *liſ.* me tiens bien ſeur. & lig. 15. traiteray, *liſ.* traite. & lig. 32. des fondemens. *liſ.* de fondemens. pag. 5. lig. 3. ſans vetiller & ſans refuter, *liſ.* ſans vetilles & ſans refuites. & lig. 6. prie l'Autheur, *liſ.* pris l'Autheur. & lig. 12. ſe ſoit épaiſſi, engraiſſé, coloré, *liſ.* ſoit épaiſſi, ſoit engraiſſé, ſoit coloré. & lig. 24. ſuſpects, *liſ.* ſuſpectes. pag. 6. lig. 2. corvée, *liſ.* cornée (& par tout ailleurs auſſi, où il y aura corvée *liſ.* cornée) & lig. 10. ſans cette apparence, *liſ.* ſous cette apparence. pag. 7. lig. 20. juſqu'au dedans de la corvée, *liſ.* juſqu'à la cornée en dedans. & lig. 21. le ſiege, *liſ.* au ſiege. & lig. 34. telles, *liſ.* tels. pag. 8. lig. 7. aux nuages aux pellicules, *liſ.* nuages pellicules. & lig. 10. àrgyrias, *liſ.* argyrias, &c. & lig. 23. échoit, *liſ.* échéoit. pag. 9. lig. 14. n'en fit, *liſ* m'en fit. pag. 10. lig. 35. enfermées, *liſ.* confirmées pag. 11. lig. 13. fonds *liſ* fond, & lig. 18. ſauve *liſ.* ſaine. & lig. 26. ſeule & en, *liſ.* ſeule en. pag. 12 lig. 35. ſauve, *liſ.* ſaine. pag. 13. lig. 6. *effacez* d'abord. pag. 15. lig. 12. & que *liſ.* ce que. & lig. 33. la plus, *liſ.* la plus ſaine & la plus. pag. 16. lig. 35. retarder, *liſ.* & retarder, & lig. 36. méme la laiſſer, *liſ.* méme laiſſer.

www.ingramcontent.com/pod-product-compliance
Lightning Source LLC
LaVergne TN
LVHW052036160826
845678LV00003B/1384

* 9 7 8 2 3 2 9 6 4 1 5 7 7 *